I0774403

Yoga su sedia

per

Anziani over 60

Esercizi a basso impatto per principianti e anziani per migliorare l'equilibrio, aumentare la flessibilità e migliorare la mobilità

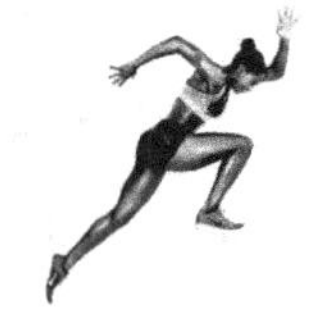

Alicia Harry

Copyright © 2024 di [Alicia Harry]

Tutti i diritti riservati. Nessuna parte di questo libro può essere riprodotta in qualsiasi forma o con qualsiasi mezzo elettronico o meccanico, compresi i sistemi di archiviazione e recupero delle informazioni, senza l'autorizzazione scritta dell'editore, ad eccezione di un recensore che può citare brevi passaggi in una recensione.

Le informazioni contenute in questo libro hanno uno scopo puramente educativo. Non sono destinate a diagnosticare, trattare, curare o prevenire alcuna malattia o condizione medica. L'autore e l'editore non sono responsabili di eventuali effetti negativi o conseguenze derivanti dall'uso delle informazioni contenute in questo libro.

Indice dei contenuti

Prefazione

Lo yoga su sedia è davvero un dono per la popolazione in rapida crescita degli anziani over 60. Con l'avanzare dell'età, mantenere la forza, la flessibilità e l'equilibrio diventa sempre più vitale per preservare la mobilità, l'indipendenza e il piacere delle attività. Tuttavia, molti anziani fanno fatica a eseguire le posizioni yoga in piedi a causa di patologie come l'artrite, le lesioni o la diminuzione della densità ossea. È qui che lo yoga su sedia offre un percorso adattabile e delicato agli anziani per sperimentare gli enormi benefici olistici dello yoga.

Ho visto in prima persona quanto possa essere trasformativa una pratica regolare di yoga da seduti per persone di 60, 70, 80 e persino 90 anni. Le sequenze da seduti permettono agli anziani di migliorare la postura, la respirazione e la consapevolezza senza sforzi o pressioni. La sedia fornisce stabilità e sostegno, mentre i movimenti delicati lubrificano le articolazioni, rafforzano i muscoli e aumentano la circolazione.

L'incorporazione del rilassamento, dello stretching e dell'impegno dei muscoli rende lo yoga su sedia una modalità di esercizio unica e completa per le popolazioni più anziane.

In qualità di istruttore di yoga che insegna agli anziani da oltre vent'anni, raccomando vivamente lo yoga su sedia come routine accessibile, sicura ed efficace. Per gli anziani è un'esperienza che permette loro di avere un maggiore controllo sulla propria salute e di sentirsi fisicamente più energici. I legami sociali che si creano durante le lezioni di yoga su sedia contribuiscono anche a combattere l'isolamento e la depressione.

In definitiva, lo yoga su sedia fornisce agli anziani gli strumenti per vivere ogni giorno con maggiore comfort, fiducia e qualità di vita.

Questo libro illuminante fornisce la perfetta introduzione all'integrazione delle tecniche di yoga su sedia nel vostro stile di vita. Grazie a una guida esperta, adattata alle vostre esigenze e capacità di ultrasessantenni, scoprirete un nuovo mondo di forza, flessibilità e vitalità durante la terza età.

Sono entusiasta di accogliervi in questo viaggio nello yoga da sedia per sentirvi al meglio a ogni età!

In salute e benessere,

Jeremy Brandon

Istruttore senior di yoga

Introduzione

Lo yoga su sedia è una pratica straordinaria che rende i benefici dello yoga accessibili agli anziani. Pensato per coloro che hanno difficoltà ad alzarsi e abbassarsi dal pavimento, lo yoga su sedia adatta le posizioni yoga da seduti e in piedi utilizzando la stabilità di una sedia. In questo modo gli anziani possono aumentare la forza, la flessibilità, l'equilibrio e il rilassamento senza sforzi o rischi di lesioni.

Con l'avanzare dell'età, mantenere la mobilità e l'indipendenza diventa una parte essenziale di un invecchiamento sano. La naturale perdita di densità ossea, di massa muscolare e di stabilità articolare che si verifica con l'avanzare dell'età può minacciare la nostra capacità di mantenerci attivi e impegnati. Lo yoga su sedia offre la soluzione ideale per contrastare questi cambiamenti, migliorando il benessere fisico e mentale.

In questa guida completa, proponiamo esercizi di yoga su sedia adatti agli anziani di età superiore ai 60 anni e a coloro che soffrono di condizioni mediche che influenzano il movimento. Tutti gli esercizi possono essere eseguiti da seduti o utilizzando una sedia come supporto, rendendoli sicuri, a basso impatto e accessibili. Sarete in grado di praticare lo yoga su sedia indipendentemente dal vostro livello di forma fisica o dalle vostre limitazioni di mobilità.

L'approccio olistico dello yoga da sedia apporta benefici a tutto il corpo e alla mente. Nelle nostre sequenze incorporiamo il lavoro di respirazione, lo stretching, l'impegno del core, il rilassamento e le tecniche di mindfulness. Ciò significa che guadagnerete resistenza, forza ed equilibrio, riducendo al contempo lo stress e il dolore. Forniamo consigli sullo stile di vita per trasformare il chair yoga in un rituale quotidiano sostenibile per sentirsi al meglio dopo i 60 anni.

Sono entusiasta di intraprendere con voi questo viaggio alla scoperta delle incredibili possibilità dello yoga da sedia. Il nostro obiettivo è che questo libro sia una risorsa inestimabile che trasformi la vostra terza età nella più sana, sicura e soddisfacente che abbiate mai avuto! Quindi sedetevi, respirate profondamente e preparatevi a iniziare uno stile di vita con lo yoga da sedia che vi mantenga attivi ora e per molti anni a venire!

Capitolo 1

Benefici dello yoga su sedia per gli anziani

I vantaggi di una pratica regolare dello yoga su sedia sono immensi per gli anziani sopra i 60 anni. Lo yoga su sedia offre benefici fisici, mentali e persino sociali che permettono agli anziani di migliorare la salute e la qualità della vita. Dall'artrite alla depressione, lo yoga su sedia sfrutta la saggezza dello yoga tradizionale in un formato sicuro per chi ha difficoltà motorie.

Benefici fisici

Rafforza muscoli e ossa: L'allenamento di resistenza delicato nei movimenti dello yoga da sedia aumenta la forma muscolare. Questo aiuta a stabilizzare le articolazioni deboli e invecchiate, vulnerabili a lesioni dovute a cadute o sforzi. Lo yoga da sedia aumenta anche la densità ossea, riducendo il rischio di fratture.

Aumenta la flessibilità e la gamma di movimenti: Le posizioni di torsione, piegamento e allungamento da seduti migliorano la flessibilità che spesso diminuisce con l'età. Lo yoga da seduti scioglie le tensioni e le cicatrici dei tessuti connettivi, migliorando la facilità di movimento quotidiana.

Migliora l'equilibrio e la stabilità: Posizioni come la montagna da seduti aiutano ad affinare i meccanismi di feedback propriocettivi che regolano l'equilibrio. Questo porta a una maggiore sicurezza nelle attività in piedi e nella camminata.

Miglioramenti posturali e del core: Lavorando sull'allineamento si correggono gli schemi posturali scorretti dovuti all'ingobbirsi o al piegarsi. L'attivazione dei muscoli centrali profondi protegge anche la parte bassa della schiena.

Favorisce la salute del cuore: Il Chair Yoga è un'attività cardio moderata che aumenta la frequenza cardiaca e la circolazione per una migliore ossigenazione. Questo favorisce la funzionalità del cuore e dei polmoni.

Allevia i dolori: lo stretching delicato e le aperture toraciche alleviano i dolori comuni in aree problematiche come la parte bassa della schiena, il collo, le ginocchia e le spalle.

Riduce lo stress e l'ansia: La respirazione rilassante, la meditazione e il rilassamento profondo attivano il sistema parasimpatico per gestire lo stress. Questo calma la mente, abbassa la pressione sanguigna e migliora l'umore.

Migliora il sonno: Lo yoga su sedia è un'eccellente forma di esercizio prima di andare a dormire, in quanto raffredda il sistema nervoso facilitando l'addormentamento e il mantenimento del sonno.

Evita la depressione: L'interazione sociale e una pratica regolare che rilascia endorfine benefiche forniscono uno sfogo edificante per contrastare il rischio di isolamento e depressione.

Miglioramenti cognitivi: Lo yoga aumenta i neurotrasmettitori chiave coinvolti nella memoria, nell'apprendimento e nella concentrazione, come la dopamina e l'acetilcolina.

La moltitudine di benefici dello yoga da sedia lo rende un esercizio olistico unico per il benessere degli anziani. Gli anziani sopra i 60 anni troveranno nello yoga da sedia un'attività fondamentale per mantenere la salute e recuperare le abilità compromesse dall'invecchiamento o dalle condizioni mediche. Questa pratica garantisce libertà di movimento e migliora la qualità della vita durante la terza età.

Capitolo 2

Consigli sullo stile di vita per praticare lo yoga da sedia

Ottimizzare le vostre abitudini di vita aumenterà notevolmente i vostri progressi nello yoga da sedia. Strutturare in modo ponderato il tempo, lo spazio, gli oggetti di scena, l'alimentazione e la mentalità della pratica vi permetterà di sostenere lo yoga da seduti con facilità. Seguite questi consigli per integrare lo yoga da sedia nella vostra vita quotidiana da anziani.

Allestimento dello spazio per lo studio

Dedicate una stanza tranquilla e pulita della vostra casa esclusivamente allo yoga su sedia, in modo da sentirvi in pace. Mettete un tappetino da yoga antiscivolo sul pavimento per fissare la sedia in modo che non scivoli durante le posizioni di equilibrio.

Garantire uno spazio adeguato intorno alla sedia per passare da una posizione all'altra in modo sicuro. Diffondere oli essenziali calmanti, come la lavanda, per creare un ambiente rilassante.

Affiggete alle pareti affermazioni e obiettivi ispiratori per rimanere motivati. Tenete a portata di mano oggetti utili come asciugamani, cinghie e blocchi. Due volte alla settimana, riordinate e aspirate lo spazio per mantenere un flusso di energia positiva.

Investite in una sedia da yoga che permetta di regolare l'altezza del sedile e di rimuovere i braccioli. In questo modo si ottiene un supporto personalizzato in base alle proprie esigenze. La sedia ideale ha un sedile solido e piatto che riduce al minimo i punti di pressione, una base stabile e ponderata e uno schienale dritto e solido senza ruote per garantire la sicurezza. Se si utilizza una sedia tipica, posizionare un cuscinetto antiscivolo sotto di essa per evitare di scivolare. Se necessario, sistemate nelle vicinanze una coperta, un cuscino per gli occhi, dei cuscini e un cuscinetto per lo yoga per ottenere un'imbottitura e un sostegno supplementari.

Sfruttate al massimo la luce naturale durante la routine mattutina, ma tirate le tende rilassanti per lo yoga pomeridiano/serale, quando il forte bagliore può affaticare gli occhi. Utilizzate candele a batteria senza fiamma per illuminare l'ambiente. Per le routine notturne, posizionate una lampada alogena da terra dietro la sedia da yoga per una visibilità ottimale, riducendo al minimo le ombre. Mettete al sicuro i dispositivi wifi fuori dalla visuale diretta per evitare che le distrazioni digitali sabotino il vostro santuario dello yoga sulla sedia.

Oggetti di scena e attrezzature per migliorare la pratica

Gli oggetti di scena aiutano ad adattare i movimenti alla flessibilità, alla stabilità e alla resistenza attuali. Inoltre, forniscono un'ammortizzazione extra per proteggere le articolazioni più delicate. Questi semplici oggetti sono alleati meravigliosi per portare le sequenze di yoga sulla sedia a un livello superiore:

-Cinghie per lo yoga - Utilizzate per estendere il raggio d'azione, alleggerendo gli attacchi o le prese per le mani negli allungamenti. Permettono di aggrapparsi a posizioni non ancora completamente accessibili e di aumentare continuamente la flessibilità.

-Blocchi da yoga - Offrono un supporto in altezza sotto le mani e i piedi, rendendo più accessibili le posizioni di equilibrio. Forniscono un'ulteriore spinta per aprire il petto e i fianchi in profondità. Possono essere utilizzati anche per sedersi al posto di un cuscino.

-Asciugamani/coperte - Da posizionare sotto le ginocchia, il collo o la parte bassa della schiena, per un'ulteriore ammortizzazione e per modificare gli angoli e l'allineamento. Aiutano a rendere più confortevoli le posizioni sedute. Arrotolare strettamente per creare bretelle di sostegno tra le parti del corpo.

-Bande di resistenza - Aggiungono un carico sottile intorno alle cosce, alle braccia o al petto, portando il rafforzamento delle ossa e dei muscoli a un livello superiore, in sinergia con lo yoga. Iniziate con una resistenza leggera, aumentando l'intensità lentamente nel tempo.

-Pesi a sacchetto - Impugnare dei pesi palmari delicati migliora gli sforzi della parte superiore del corpo. Iniziate con sacchetti da 1 o 2 libbre per aumentare la coordinazione neuromuscolare e la resistenza.

-Cuscino per yoga - Fornisce un sostegno che eleva le zone più difficili da distendere e rende il savasana più riposante.

-Cuscino per gli occhi - La leggera pressione sugli occhi con un cuscino per gli occhi durante la meditazione massimizza il rilascio di melatonina e l'acquietamento della mente.

Ascoltate sempre attentamente il vostro corpo, evitando di sforzarvi troppo e cercando di aumentare lo sforzo gradualmente nel tempo. Modificare le posture come indicato per lavorare al proprio ritmo e al livello di abilità attuale.

Per chi ha una mobilità limitata - Alzate il sedile della sedia per facilitare l'abbassamento e la risalita dalla posizione seduta. Incrociare le caviglie invece di eseguire gli allungamenti a gambe larghe. Rilasciare gli aiuti manuali prima di appoggiare leggermente le mani sulle ginocchia/cosce come sostegno.

Per i disturbi alle ginocchia - Posizionare mini bande di resistenza sopra le ginocchia attivando i glutei e i quadricipiti per rafforzare uniformemente la stabilità dell'articolazione. Avvolgere dolcemente le ginocchia con una benda ace per migliorare la circolazione e il drenaggio linfatico. Posizionare un cuscino sul bordo del sedile sollevando leggermente l'allineamento delle cosce per decomprimere le ginocchia.

In caso di problemi di equilibrio, premere le piante dei piedi e i palmi delle mani sul pavimento, impegnando i muscoli per la stabilità. Afferrare leggermente il sedile della sedia appoggiando una mano sullo schienale stabile. Posizionare la sedia vicino alla parete con blocchi disposti in modo da poterla afferrare in modo sicuro in caso di instabilità. Concentratevi sulle transizioni lente tra i movimenti, riducendo al minimo le oscillazioni.

Per i polsi affaticati: utilizzare un tutore per i polsi per un maggiore sostegno dell'articolazione. Cambiare l'appoggio del peso dalle braccia dritte agli avambracci sul sedile/sui poggiabraccia della sedia per reindirizzare la pressione. Introducete gli stiramenti per le mani e le dita e i cerchi per i polsi per ringiovanire le articolazioni doloranti.

Per le spalle tese - Impilare un rotolo di asciugamano sulla parte superiore della schiena per liberare l'area soggetta a tensione. Collegare le fasce di resistenza intorno alla parte superiore della schiena completando delle leggere file aprendo il petto in avanti e le spalle indietro.

La chiave è regolare la pratica in modo che le pose rimangano moderatamente impegnative, ma senza compromettere la forma spingendo i limiti in modo insicuro. Imparate a padroneggiare l'integrità della forma di base e poi intensificate lo sforzo e il tempo di esecuzione con le modifiche. Festeggiate i piccoli successi quotidiani nel vostro percorso di progressione.

Per essere certi di praticare davvero lo yoga da seduti, è bene chiarire le ragioni più importanti per cui si vuole abbracciare questo stile di vita. Oltre a sentirvi fisicamente migliori e più flessibili, collegatevi a ragioni emotive come il fatto di essere autosufficienti quando invecchiate. Scrivete i vostri 5 obiettivi principali e affiggeteli in modo visibile nel luogo in cui vi allenate e dormite, come promemoria quotidiano. Inquadrate gli obiettivi in modo positivo piuttosto che cercare di evitare gli esiti temuti.

Condividete il vostro viaggio nello yoga su sedia con una comunità edificante che lo rende sociale anziché isolato. Invitate gli amici una volta alla settimana per una pratica condivisa e un pasto sano dopo. Unitevi a un corso di gruppo specializzato in yoga su sedia per anziani per essere sempre responsabili della vostra nuova routine e per imparare nuove tecniche.

Quando dovete esercitarvi autonomamente a casa, mettete della musica gioiosa che danzi tra le sequenze fluide. Registrate dei video per responsabilizzare il vostro futuro io in modo compassionevole o documentate settimanalmente i progressi in un diario.

Osservate quanto vi sentite meglio dopo aver praticato senza giudizio, anche nei giorni di scarsa energia. Notate che la resilienza emotiva, la chiarezza mentale e l'energia si protraggono per ore dopo lo yoga, consentendovi di dedicarvi più a lungo alle vostre attività preferite.

Lasciate che la moltitudine di benefici tangibili per il benessere vi motivi intrinsecamente a raggiungere gli obiettivi più velocemente rispetto al bisogno di disciplina.

Trovare piccoli spazi per mini pause di yoga su sedia durante le giornate più impegnative evita di saltare le sessioni complete quando si presentano le esigenze. La costanza si accumula con il tempo, quindi perseverate nelle prime barriere sapendo che il vostro futuro vi ringrazierà!

Migliori pratiche di nutrizione e idratazione
Una dieta equilibrata fornisce nutrienti sufficienti a garantire le riserve necessarie per praticare con costanza il chair yoga senza affaticarsi o esaurirsi.

Privilegiate i pasti cucinati in casa e poco elaborati, ricchi di verdure, frutta antiossidante, cereali integrali ricchi di fibre, omega 3 vegetali e marini provenienti da noci/semi/alghe e fonti proteiche di alta qualità. Rimanere ben idratati, sorseggiando più di 64 once di acqua filtrata al giorno. Il tè verde alle erbe e il tè allo zenzero e limone favoriscono la digestione e l'immunità.

Alimentarsi in modo appropriato durante gli allenamenti per massimizzare l'energia e il recupero. Consumate una piccola banana o una ciotola di fiocchi d'avena 1-2 ore prima della lezione di yoga, per evitare che gli arti si sentano vacillanti.

Gli zuccheri naturali permettono di bruciare in modo uniforme e di riempire le riserve di glicogeno. I pasti di recupero devono essere a base di proteine complete magre, verdure miste e carboidrati complessi sani per riparare i tessuti distrutti durante le sequenze di yoga. Le opzioni preferite sono il salmone con la quinoa, il tofu e le verdure saltate in padella con il riso integrale o i panini aperti al tacchino.

Integratori come la glucosamina/condroitina, la curcuma/zenzero, il magnesio, la vitamina D3 e un olio di pesce o di alghe omega 3 forniscono quotidianamente un'assicurazione nutrizionale aggiuntiva per combattere l'infiammazione e ottimizzare la salute di ossa, articolazioni, cervello e cuore.

Discutete con il vostro medico l'aggiunta di integratori di fitonutrienti mirati, per capire le potenziali interazioni con i farmaci prescritti.

Mettendo a punto i pilastri dello stile di vita, dall'allestimento di uno spazio adeguato alle strategie di nutrizione a sostegno del successo, la vostra pratica dello yoga su sedia prospererà aumentando la qualità della vita in modo esponenziale!

Capitolo 3

Posizioni e tecniche di Chair Yoga

Certamente! Lo yoga su sedia può essere un modo meraviglioso per gli anziani over 60 di rimanere attivi e mantenere la flessibilità.

Ecco una guida passo passo per eseguire alcune posizioni dello yoga da sedia che possono aiutare gli anziani a raggiungere questo obiettivo:

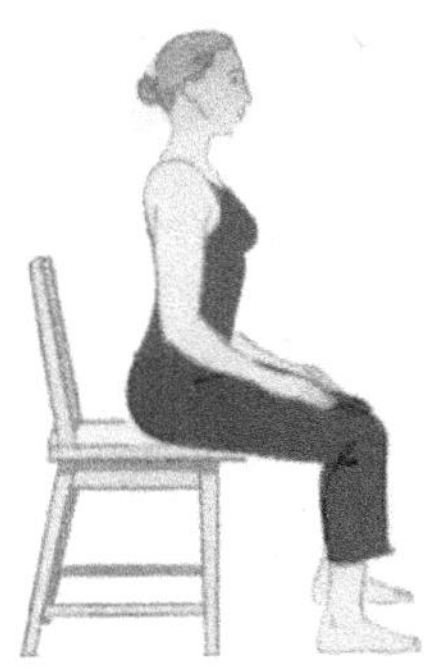

- Sedetevi comodamente su una sedia robusta con i piedi appoggiati sul pavimento, alla larghezza delle anche.

- Appoggiate le mani sulle cosce, con i palmi rivolti verso il basso.

- Allungate la colonna vertebrale, sollevando delicatamente la corona della testa.

- Rilassate le spalle e allontanatele dalle orecchie.

- Respirate lentamente e profondamente e concentratevi sul mantenimento di una postura alta ed eretta.

- Mantenere la posizione per 5-10 respiri, quindi rilasciare.

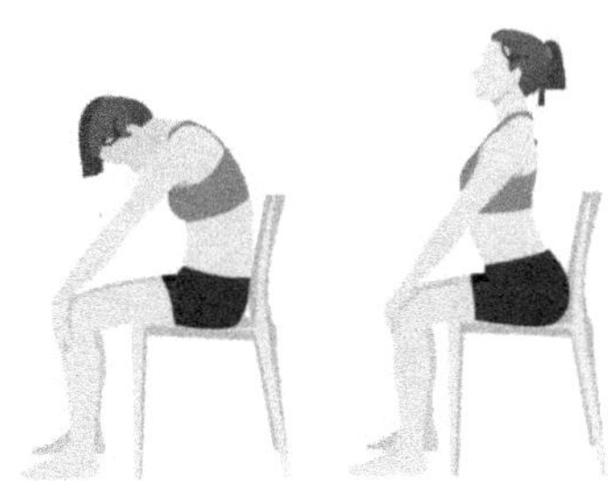

- Iniziare nella stessa posizione seduta, con le mani appoggiate sulle cosce.

- Inspirando, inarcate la schiena e sollevate leggermente il petto, facendo avanzare la pancia (posizione della mucca).

- Espirando, arrotondate la schiena, appoggiate il mento al petto e portate l'ombelico verso la colonna vertebrale (posizione del gatto).

- Continuate a passare dalla posizione della mucca a quella del gatto con il respiro per 5-8 giri.

- Concentratevi sul movimento delicato della colonna vertebrale e sul ritmo del respiro.

3. Torsione spinale da seduti:

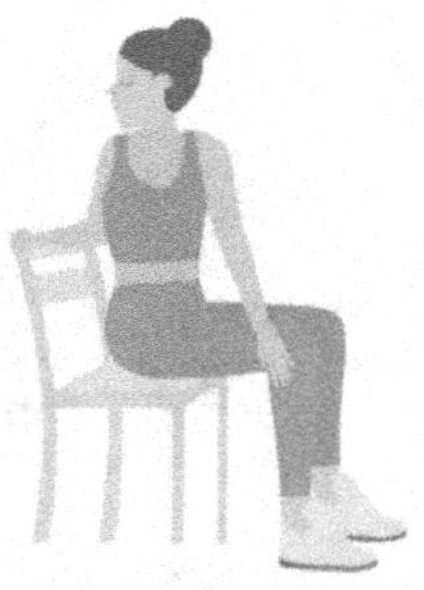

- Sedetevi verso la parte anteriore della sedia con i piedi appoggiati sul pavimento.

- Appoggiare la mano destra sulla parte esterna della coscia sinistra e la mano sinistra sul bracciolo o sullo schienale della sedia come supporto.

- Inspirate per allungare la colonna vertebrale, quindi espirate mentre eseguite una leggera torsione verso sinistra, usando le mani come sostegno e senza forzare la torsione.

- Mantenere la torsione per 3-5 respiri, mantenendo una postura eretta e guardando delicatamente la spalla sinistra.

- Rilasciare la torsione con un'espirazione e ripetere sull'altro lato.

4. Piegamento in avanti da seduti:

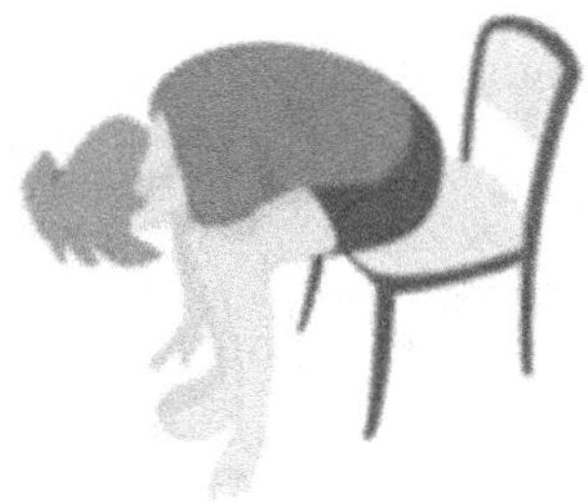

- Sedetevi comodamente su una sedia robusta con i piedi appoggiati sul pavimento, alla larghezza delle anche.

- Inspirate e allungate la colonna vertebrale, poi espirate e piegatevi in avanti dai fianchi, portando le mani verso i piedi o le caviglie.

- Mantenete il collo lungo e rilassato ed evitate di arrotondare la colonna vertebrale.

- Mantenere la posizione per 5-10 respiri, quindi rotolare lentamente verso la posizione seduta.

5. Esercizi per gli occhi:

- Sedetevi comodamente sulla sedia con i piedi appoggiati sul pavimento.

- Guardate dritto davanti a voi e concentratevi su un oggetto di fronte a voi.

- Senza muovere la testa, guardate in alto verso il soffitto e poi in basso verso il pavimento.

- Quindi, guardate a sinistra e poi a destra.

- Infine, fare dei cerchi con gli occhi, prima in senso orario e poi in senso antiorario.

- Ripetere la sequenza per 3-5 volte, quindi riposare gli occhi chiudendoli per qualche respiro.

6. Stretching del collo e delle spalle:

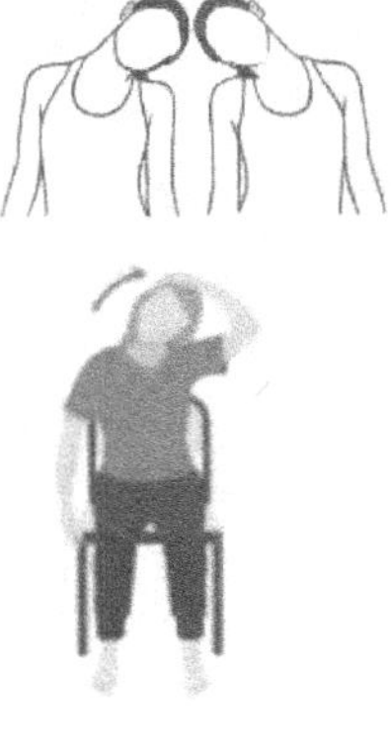

- Sedetevi comodamente sulla sedia con i piedi appoggiati sul pavimento.

- Inspirate e allungate la colonna vertebrale, poi espirate e abbassate l'orecchio destro verso la spalla destra.

- Con la mano destra premete delicatamente la testa verso la spalla, sentendo uno stiramento nella parte sinistra del collo.

- Mantenere il tratto per 3-5 respiri, quindi rilasciare e ripetere sull'altro lato.

- Quindi, inspirate e sollevate le spalle verso le orecchie, quindi espirate e fatele rotolare indietro e verso il basso.

- Ripetere i movimenti delle spalle per 5-10 volte, quindi appoggiare le spalle verso il basso e lontano dalle orecchie.

7. Movimenti della caviglia e del polso:

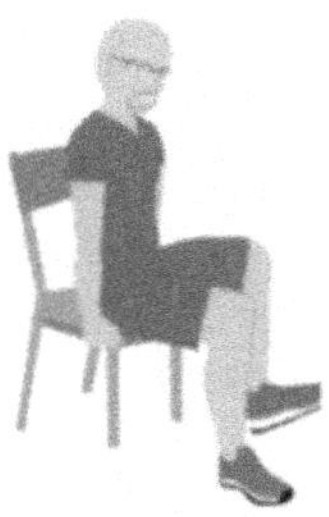

- Sedetevi comodamente sulla sedia con i piedi appoggiati sul pavimento e le mani appoggiate sulle cosce.

- Sollevare il piede destro dal pavimento e ruotare la caviglia in cerchio, prima in senso orario e poi in senso antiorario.

- Ripetere i cerchi alla caviglia per 5-10 volte, quindi passare al piede sinistro.

- Quindi, stendete le braccia davanti a voi e fate dei cerchi con i polsi, prima in senso orario e poi in senso antiorario.

- Ripetere i cerchi dei polsi per 5-10 volte, quindi appoggiare le braccia sui fianchi.

8. Saluti al sole della sedia:

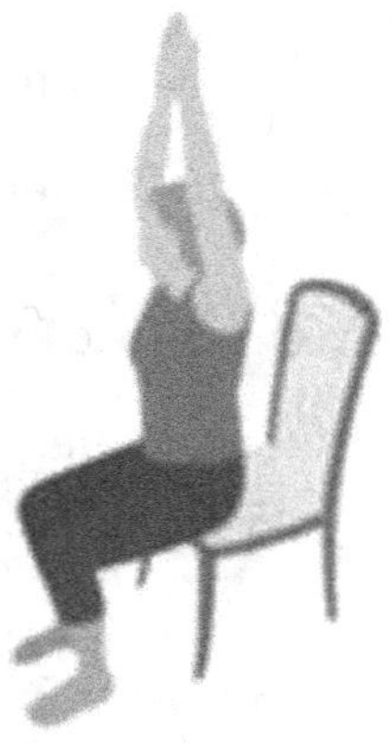

- Sedetevi comodamente su una sedia robusta con i piedi appoggiati sul pavimento, alla larghezza delle anche.

- Inspirate e portate le braccia in alto, unendo i palmi delle mani.

- Espirate e portate le mani verso il centro del cuore.

- Inspirate e portate di nuovo le braccia in alto, poi espirate e piegatevi in avanti, portando le mani verso i piedi o le caviglie.

- Inspirate e sollevatevi a metà altezza, allungando la colonna vertebrale, poi espirate e piegatevi di nuovo in avanti.

- Inspirate e risalite fino alla posizione seduta, portando le braccia in alto.

- Ripetete la sequenza per 3-5 volte, muovendovi con il respiro.

9. Posizioni del guerriero della sedia:

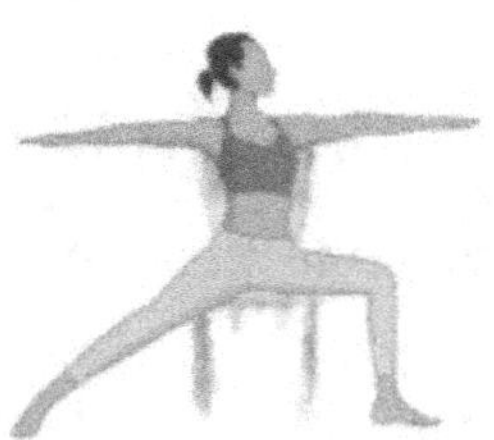

- Sedetevi comodamente sulla sedia con i piedi appoggiati sul pavimento.

- Inspirate e sollevate il braccio destro in alto, poi espirate e piegatevi verso sinistra, sentendo un allungamento nella parte destra del corpo.

- Mantenere il tratto per 3-5 respiri, quindi inspirare e tornare al centro.

- Quindi, inspirate e sollevate il braccio sinistro in alto, poi espirate e piegatevi verso destra, sentendo un allungamento nella parte sinistra del corpo.

- Mantenere il tratto per 3-5 respiri, quindi inspirare e tornare al centro.

- Ripetere la sequenza per 3-5 volte su ciascun lato.

10. Posizione dell'albero da seduti:

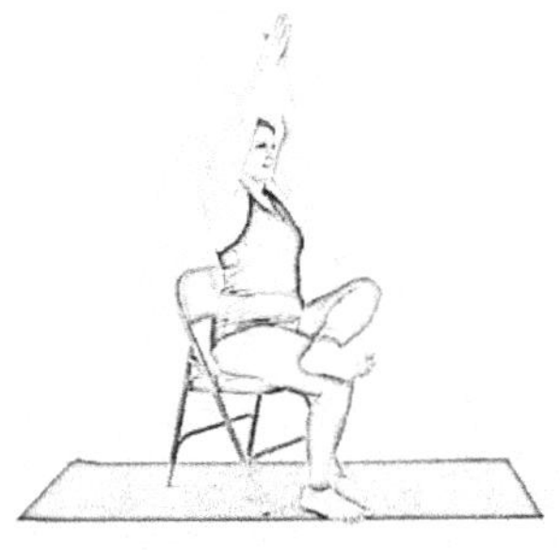

- Sedetevi comodamente sulla sedia con i piedi appoggiati sul pavimento.

- Sollevare il piede destro dal pavimento e appoggiare la pianta del piede sull'interno coscia sinistro.

- Premete il piede contro la coscia e la coscia contro il piede, sentendo uno stiramento nell'interno coscia.

- Appoggiate le mani sulle cosce e allungate la colonna vertebrale, sentendovi a terra e stabili come un albero.

- Mantenere la posizione per 3-5 respiri, quindi rilasciare e ripetere sull'altro lato.

11. Piegamenti supportati:

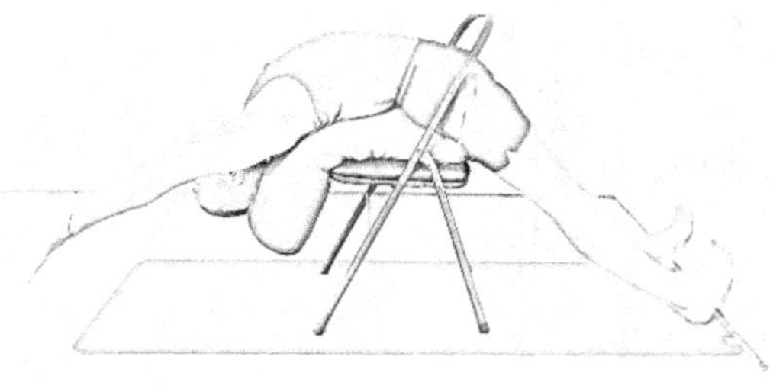

- Sedetevi comodamente sulla sedia con i piedi appoggiati sul pavimento.

- Posizionate un asciugamano arrotolato o un piccolo cuscino dietro la schiena, all'altezza delle scapole.

- Appoggiatevi al supporto e mettete le mani sulle cosce.

- Inspirate e sollevate il petto verso il soffitto, sentendo un leggero stiramento nel petto e nella parte superiore della schiena.

- Mantenere la posizione per 3-5 respiri, quindi rilasciare e ripetere a piacere.

12. Esercizi di respirazione e meditazione:

- Sedetevi comodamente sulla sedia con i piedi appoggiati sul pavimento.

- Chiudete gli occhi e fate alcuni respiri profondi, sentendo la pancia espandersi durante l'inspirazione e contrarsi durante l'espirazione.

- Concentratevi poi sul respiro e contate ogni inspirazione ed espirazione, fino a contare 10 volte.

- Se la mente vaga, riportarla delicatamente al respiro e ricominciare a contare.

- Continuate per 5-10 minuti, poi rilasciate e sedete in silenzio per qualche istante prima di aprire gli occhi.

È importante ricordare agli anziani di ascoltare il proprio corpo, di muoversi lentamente e delicatamente e di non spingersi mai in posizioni che causano dolore o disagio. Incoraggiateli a concentrarsi sul respiro e a godere dei benefici di queste posizioni, esercizi e meditazioni di yoga su sedia.

Capitolo 4

Sequenze di Chair Yoga ed esempi di routine

Stabilire una routine regolare di yoga da sedia è fondamentale per trarre tutti i vantaggi fisici e mentali. Progettiamo sequenze complete che mirano ad aree chiave come la flessibilità, la forza, l'equilibrio, la respirazione e il rilassamento. Le sequenze si susseguono progressivamente per sfidare continuamente le capacità senza affaticarsi troppo. Utilizzate le modifiche indicate per adattarle alle vostre esigenze specifiche.

15 minuti di routine di yoga da sedia per principianti

Questa sequenza di base aiuta gli anziani a iniziare dolcemente con lo yoga da sedia. Può essere eseguita interamente su una sedia, rendendola accessibile anche alle persone con mobilità limitata.

Gatto/mucca seduto

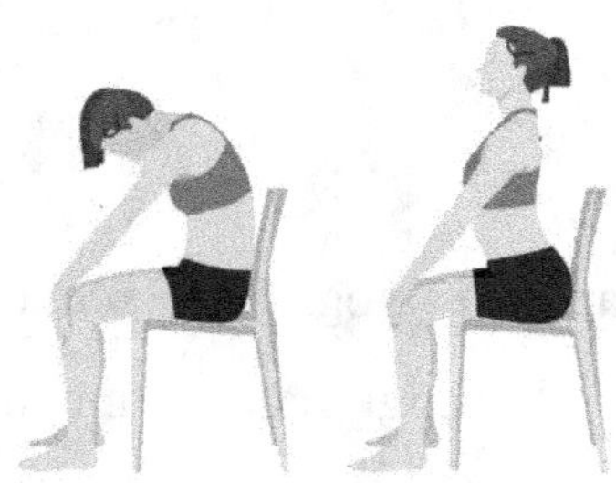

Sedetevi sul bordo della sedia con i piedi alla larghezza delle anche. Inspirando, inarcate la schiena e sollevate leggermente il mento (Cow pose). Espirando, arrotondate la schiena e portate il mento al petto (posizione del gatto). Ripetere 5-10 volte.

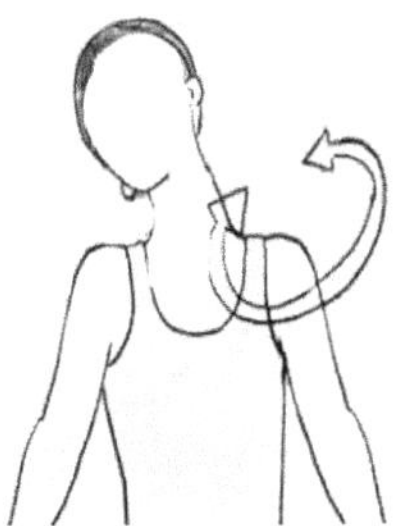

Ruotare lentamente la testa con un movimento circolare, 5 volte in ogni direzione.

Rotolamenti sulle spalle:

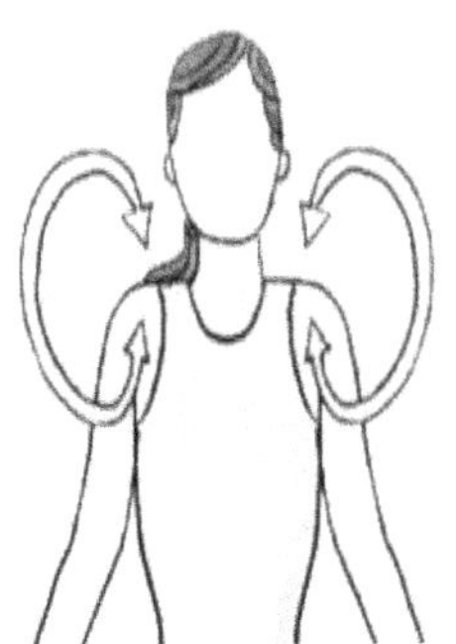

Ruotare le spalle in avanti per 5 volte, poi all'indietro per 5 volte.

Sequenza principale (10 minuti):

Posizione della montagna da seduti:

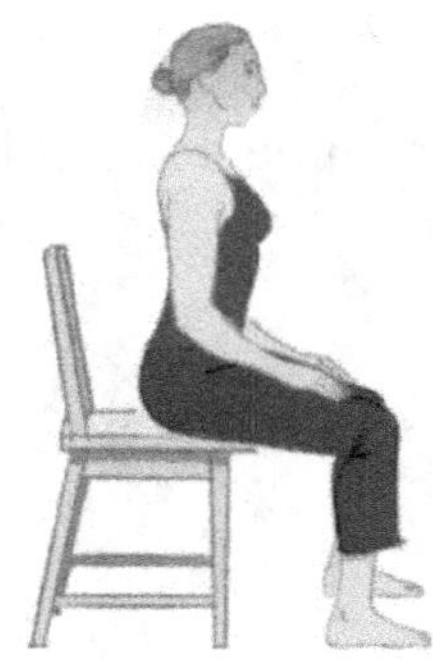

Sedetevi a testa alta con i piedi appoggiati sul pavimento, alla larghezza delle anche. Impegnate il core e allungate la colonna vertebrale. Fate 5 respiri profondi.

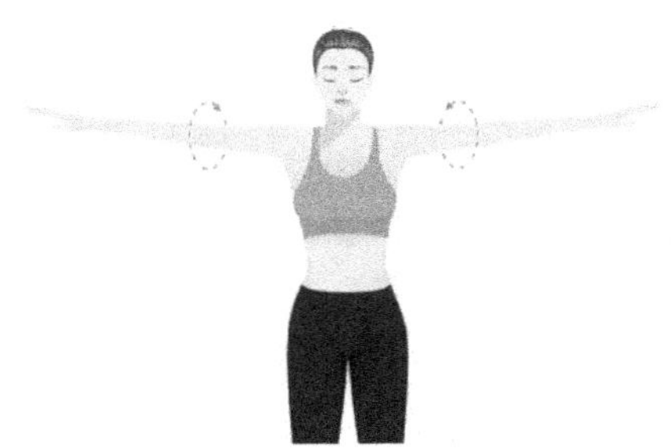

Stendere le braccia sui lati all'altezza delle spalle. Eseguire piccoli cerchi in avanti per 10 ripetizioni, poi all'indietro per 10 ripetizioni.

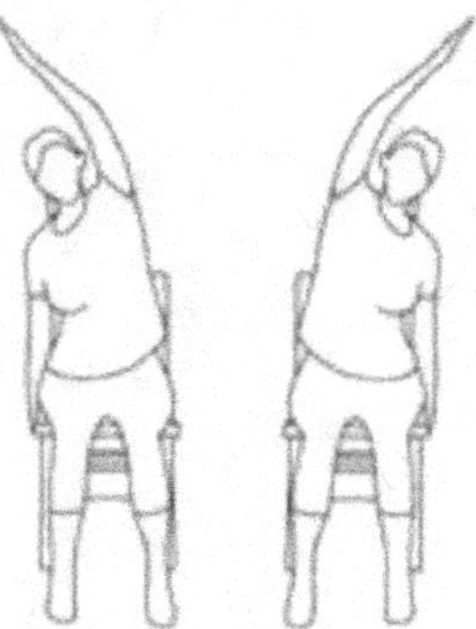

Portare il braccio destro in alto e la mano sinistra lungo il lato del corpo verso l'anca. Inspirare mentre si raggiunge, espirare quando si torna al centro. Ripetere sull'altro lato. Eseguire 3 ripetizioni su ciascun lato:

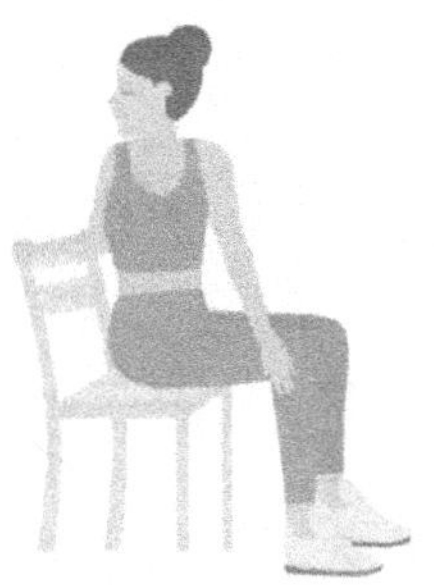

Come in precedenza, sedetevi a testa alta e ruotate il busto verso destra, appoggiando la mano sinistra sul ginocchio destro e la mano destra dietro di voi sul sedile della sedia (o sul pavimento, se è comodo). Guardate sopra la spalla destra. Inspirate per allungare la colonna vertebrale, espirate per approfondire la torsione. Mantenere per 5 respiri, quindi ripetere sull'altro lato.

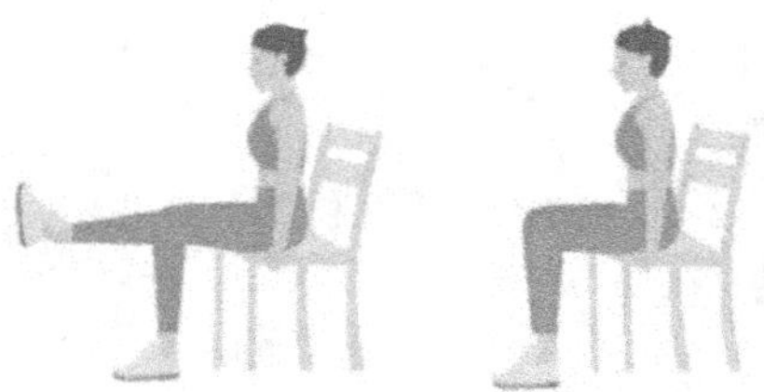

Sedetevi a testa alta e stendete una gamba dritta davanti a voi, con il piede flesso. Trattenere per 5 respiri, quindi abbassare la gamba e ripetere con l'altra. Eseguite 3 ripetizioni per ogni lato.

Seduta Ripiegamento in avanti:

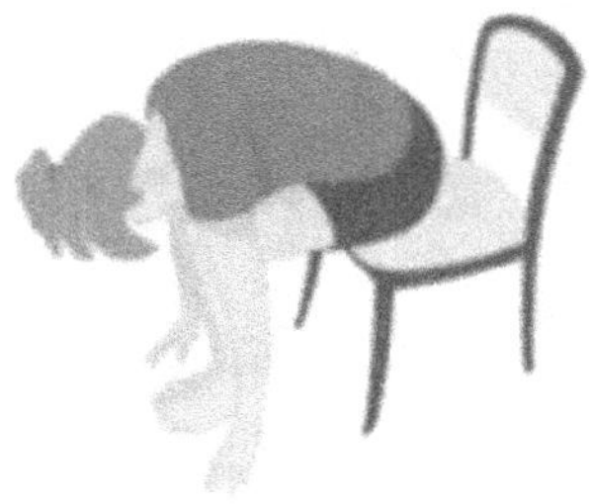

Sedetevi a testa alta e fate una cerniera sui fianchi, piegandovi in avanti il più possibile. Lasciate che la testa penda pesantemente e appoggiate le braccia sulle gambe o sul pavimento. Respirate profondamente per 30 secondi.

Respiri profondi:

Sedetevi in alto e chiudete gli occhi. Inspirate lentamente e profondamente dal naso ed espirate dalla bocca per 1 minuto.

Ricordate che la costanza è fondamentale! Cercate di eseguire questa routine 2-3 volte alla settimana per vedere i benefici dello yoga da sedia.

È possibile continuare questa sequenza ogni giorno, aggiungendo tempo, posizioni e ripetizioni per costruire una forza progressiva nel corso del primo mese di pratica.

30 minuti di routine generale di benessere con lo yoga da sedia

Questa sequenza completa sfrutta lo yoga da sedia per migliorare la flessibilità, la forza e l'equilibrio con il rilassamento per aumentare il benessere generale.

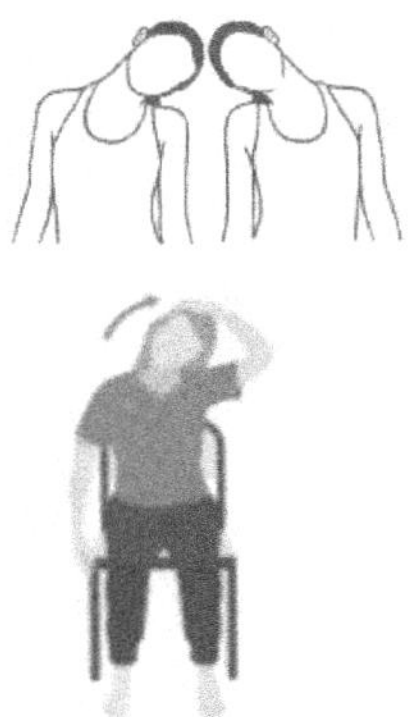

- Abbassare l'orecchio destro verso la spalla destra, tenere per 5 respiri.

- Sollevare la testa fino al centro, quindi abbassare l'orecchio sinistro sulla spalla sinistra. Mantenere per 5 respiri.

- Ruotare lentamente la testa per guardare sopra ogni spalla, ripetendo per 5 rotazioni per lato.

2. Gatto/mucca seduto

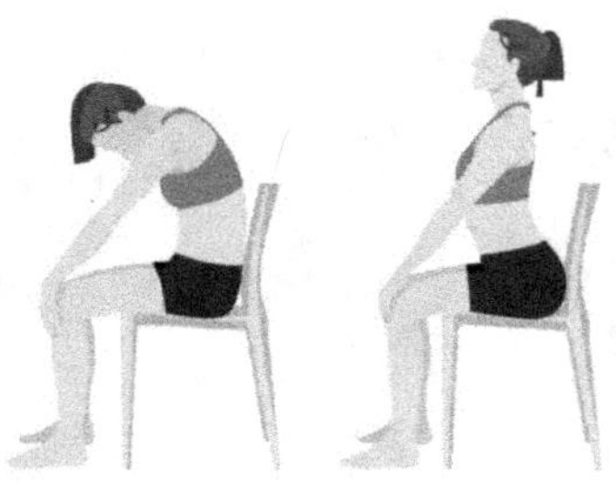

- Inspirando inarcate la colonna vertebrale guardando verso l'alto, abbassate la pancia.

- Espirando, arrotondare la colonna vertebrale con il mento verso il petto e guardare verso l'interno, sollevando la pancia.

- Ripetere coordinato con il respiro per 10 giri.

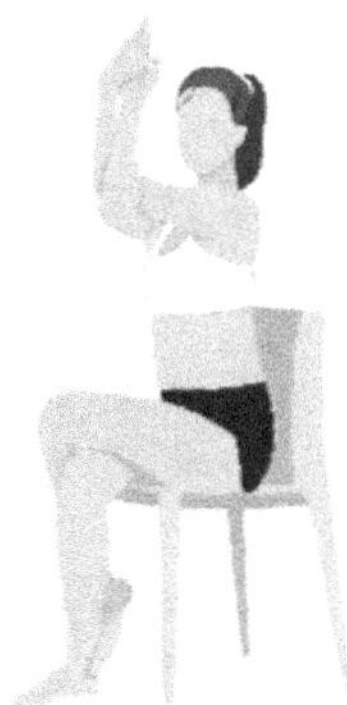

- Stendere le braccia all'altezza delle spalle verso i lati.

- Incrociare il braccio destro sotto il sinistro, sollevando i gomiti all'altezza delle spalle.

- Mantenere per 10 respiri e poi cambiare braccio.

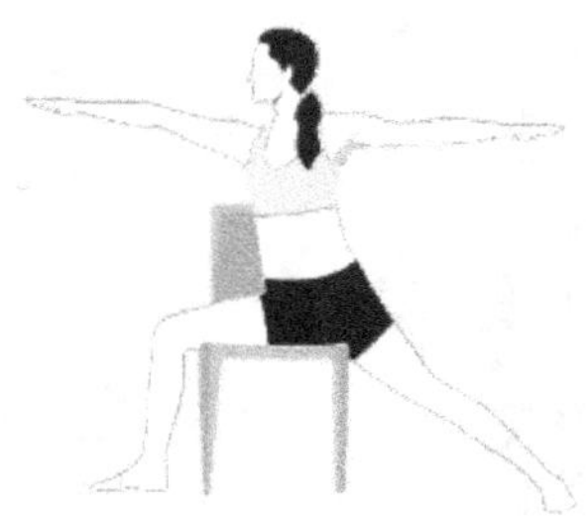

- Dalla posizione della montagna, inclinare il busto verso sinistra e appoggiare la mano sinistra sullo schienale della sedia.

- Estendere il braccio destro verso l'alto e sopra, facendo un passo indietro con la gamba destra se stabile.

- Trattenere per 10 respiri e ripetere sul lato opposto.

5. Piegamento in avanti supportato

- Con le gambe allungate, piegarsi sui fianchi per piegare le gambe.

- Raggiungere le gambe della sedia, le caviglie o tenersi dietro le ginocchia per regolare la profondità.

- Trattenere per 10 lunghi respiri.

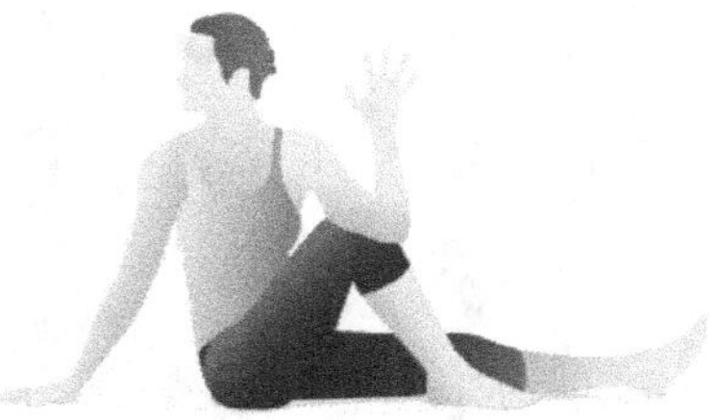

- Durante l'espirazione, ruotate delicatamente il busto facendo leva sullo schienale della sedia.

- Inspirando tornate al centro, espirando ruotate leggermente a destra e a sinistra.

- Mantenere la torsione per 5 respiri per lato.

7. Esercizi per gli occhi

- Guardate in alto verso il soffitto e in basso verso il vostro grembo.

- Guardare lentamente sopra la spalla destra e sinistra.

- Sbattere rapidamente gli occhi per 10 secondi.

8. Gambe al muro

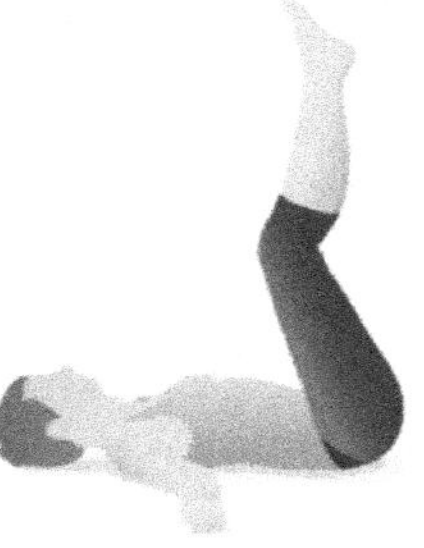

- Spostare la sedia lateralmente, far oscillare le gambe verso la parete senza affaticare la schiena

- Possibilità di posizionare un cuscino/bolster sotto i fianchi o la parte bassa della schiena, se necessario.

- Riposare e respirare per 3-5 minuti.

9. Pose facili con meditazione guidata
- Chiudere gli occhi, tornare alla posizione facile

- Visualizzate ogni gruppo muscolare, dalle dita dei piedi alla corona, rilassandosi sistematicamente.

- Ascoltare il corpo e l'ambiente circostante, sedersi in silenzio per 3 minuti.

Yoga su sedia per migliorare la flessibilità

La mancanza di flessibilità contribuisce alla rigidità e al dolore delle articolazioni, oltre che a una cattiva postura e circolazione. Eseguite questi movimenti fluidi per lubrificare le articolazioni e allungare delicatamente i muscoli tesi. Riscaldatevi sempre prima.

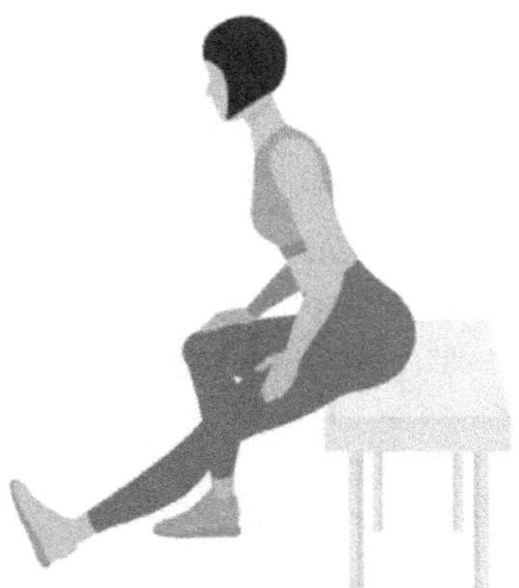

- Sedersi verso la parte anteriore della sedia, estendere la gamba destra in posizione diritta.

- Piegare il ginocchio sinistro, premere la coscia sinistra verso il basso

- Inspirando, sedersi a testa alta, piegarsi sui fianchi e inclinarsi in avanti durante l'espirazione.

- Portare le mani verso le caviglie o gli stinchi fino a tirare delicatamente dietro il ginocchio.

- Minimo 2 minuti per lato

2. Stretching del polso

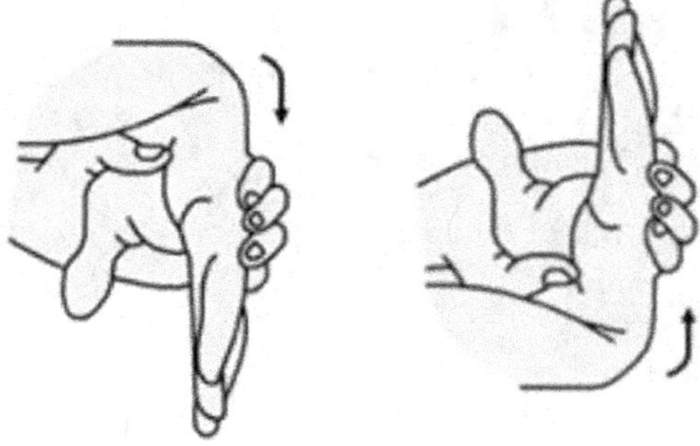

- Estendere il braccio destro in avanti, flettere il polso verso l'alto e verso il basso, ripetere 10 volte.

- Estendere il braccio sinistro in avanti, flettere il polso verso l'alto e verso il basso, ripetere 10 volte.

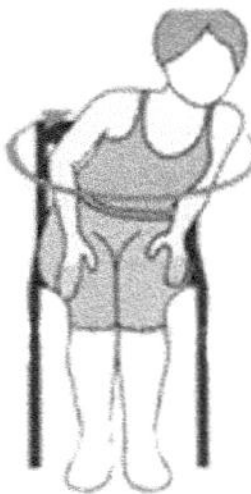

- Seduti a testa alta, muovere il busto in cerchi controllati 10 volte in senso orario.

- Ripetere 10 volte in senso antiorario, concentrandosi sulla completa mobilità delle spalle.

4. Ginocchio al petto

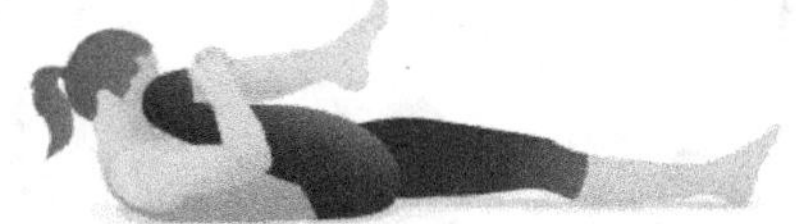

- Abbracciare il ginocchio destro al petto, raddrizzare la gamba sinistra sulla pianta del piede, tenere 30 secondi.

- Piegare il ginocchio sinistro, estendere la gamba destra, tenere 30 secondi.

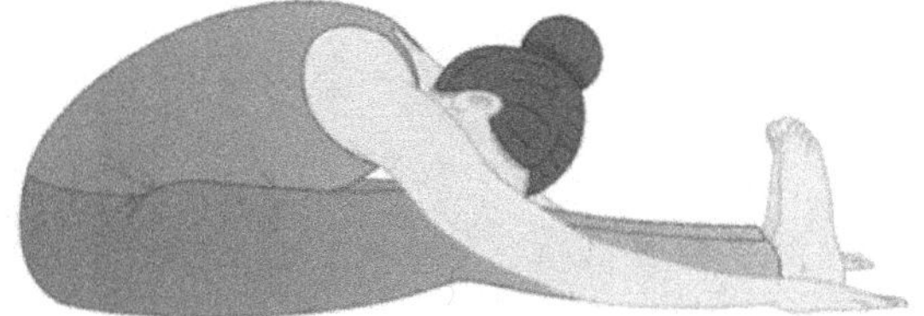

- Seduti di fronte alla sedia, raddrizzare la gamba destra e piegare il ginocchio sinistro premendo la coscia verso il basso.

- Inspirando sedersi a testa alta, espirando piegarsi dai fianchi inclinando il busto in avanti. Mantenere 2 minuti per ogni gamba.

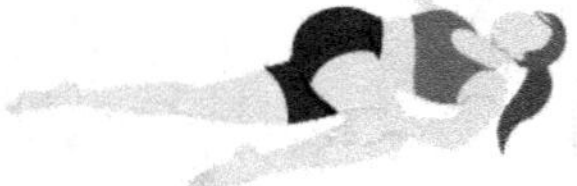

- Sdraiarsi con le ginocchia piegate, stendere le braccia all'altezza delle spalle.

- Lasciare cadere delicatamente entrambe le ginocchia a destra guardando a sinistra *Utilizzare un cuscino di supporto sotto la testa/le ginocchia, se necessario

- Riportare le ginocchia al centro e lasciarle cadere a sinistra, minimo 2 minuti per lato.

7. Farfalla seduta

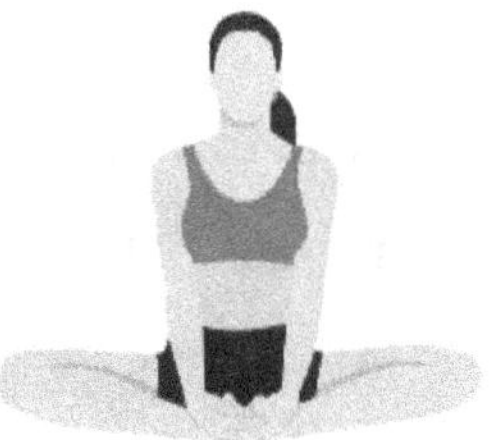

- Spalancare le gambe e mettersi a cavalcioni, flettere i piedi e portare le punte dei piedi verso di sé.

- Camminare con le mani al centro verso i fianchi

- Lasciare che il busto si distenda completamente in avanti tra gli interni delle cosce.

- Mantenere almeno 2 minuti sentendo il rilascio dell'interno coscia

Eseguire gli allungamenti lentamente, approfondendo delicatamente le posizioni man mano che la flessibilità lo consente. Evitare di forzare la gamma di movimenti per evitare lesioni.

Flusso di yoga da sedia per ridurre lo stress
Questa routine dolce combina consapevolmente il movimento fisico con schemi di respirazione e strumenti di mindfulness per calmare il corpo e la mente.

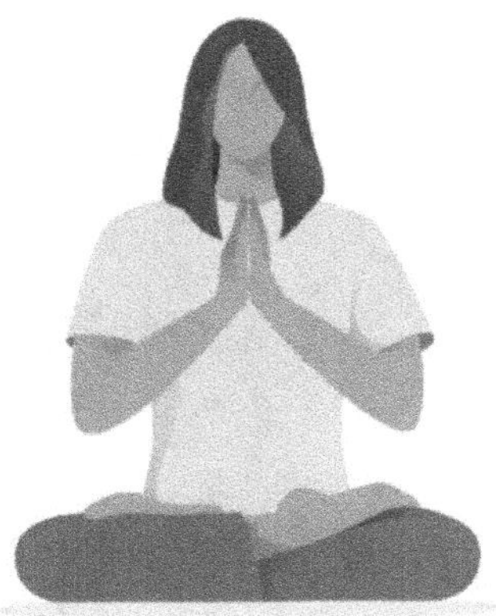

- Sedetevi comodamente, chiudete gli occhi, portate la consapevolezza sul vostro respiro.

- Osservare pensieri e sensazioni senza giudicare

- Tenere premuto per 2-3 minuti

2. Respirazione a narici alternate

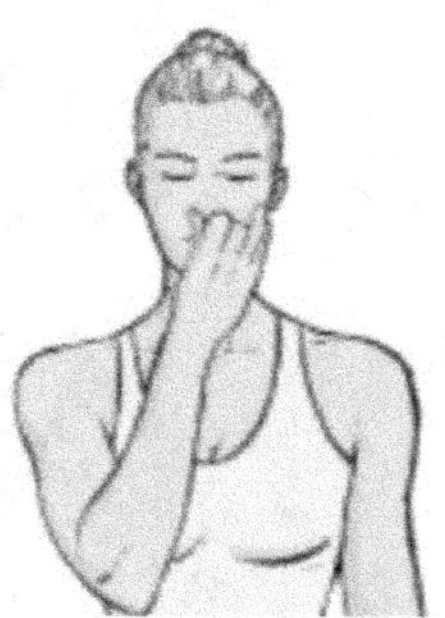

- Sollevare la mano destra vicino al naso, premere il polpastrello del pollice destro per chiudere la narice destra.

- Inspirare completamente dalla narice sinistra

- Chiudere bene la narice sinistra con l'anulare, espirare la narice destra

- Poi inspirare a destra, passare a chiudere a destra ed espirare a sinistra.

- Ripetere lo schema per 5 giri completi

3. Estensione alternata di gambe e braccia

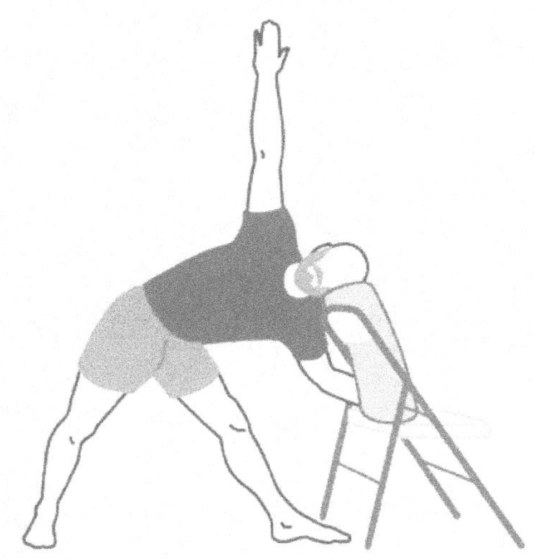

- Estendere il braccio destro in alto, la gamba sinistra in avanti

- Mantenere per 3 respiri, passare all'estensione del braccio sinistro e della gamba destra.

- Ripetere 5 giri per aumentare il calore

4. Piegamenti laterali da seduti

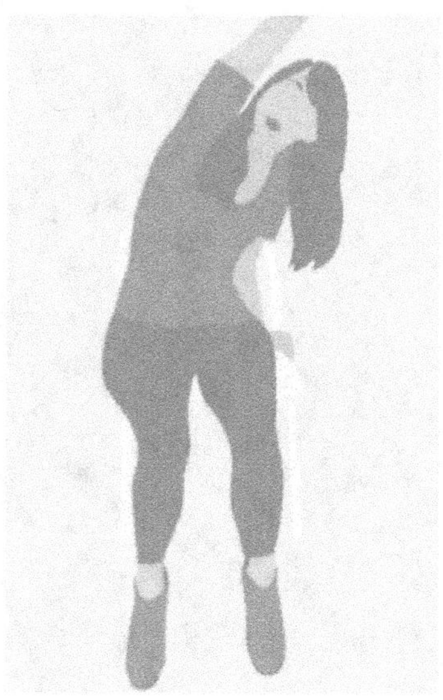

- Sedersi a testa alta, mano sinistra sul sedile della sedia, allungare il braccio destro sopra la testa.

- Piegamento laterale a destra senza piegarsi in avanti

- Mantenere 5 respiri per lato

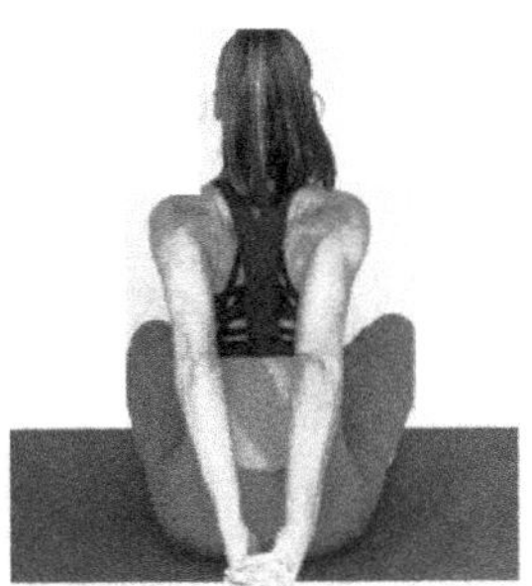

- Intrecciare le dita dietro la schiena premendo i palmi delle mani.

- Inspirando sollevate il petto, raddrizzate le braccia per sentire l'allungamento delle spalle e della parte anteriore del torace

6. Spaccata a cavallo da seduti

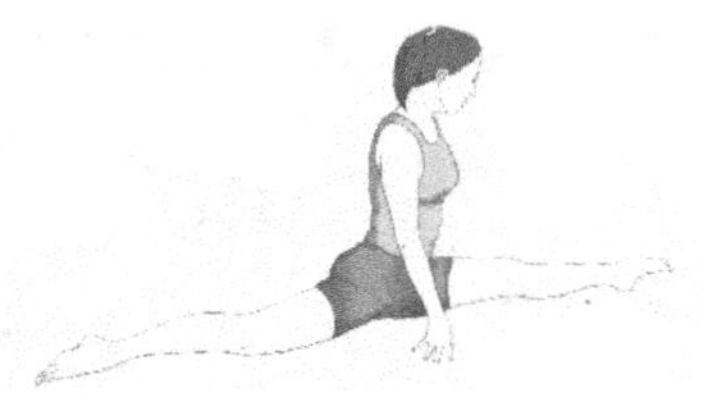

- Aprire le gambe il più possibile, flettendo i piedi.

- Inclinarsi sui fianchi piegando il busto verso il pavimento.

- Mantenere il tratto per 30 secondi

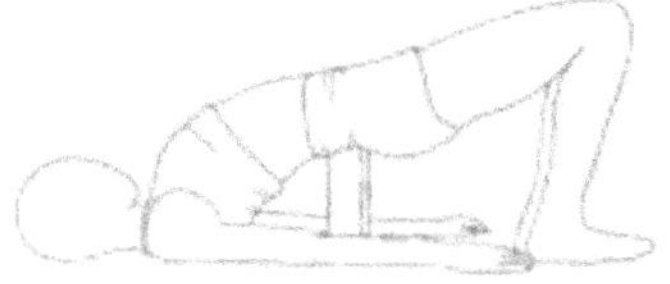

- Sdraiati, ginocchia piegate, piedi sul pavimento alla larghezza dei fianchi.

- Posizionare le mani dietro i fianchi, impegnare il core e premere verso il basso per sollevare i fianchi.

- Sollevare il petto verso il mento, tenere 30 secondi.

- Sdraiarsi sulla schiena, con le gambe allungate sulla sedia.

- Eseguire una scansione e rilassare ogni parte del corpo, dalle dita dei piedi alla testa.

- Respirare dolcemente per 1-2 minuti

La pratica costante delle sequenze fornite vi aiuterà a trarre i massimi benefici dallo yoga su sedia, adattato esattamente alle vostre esigenze di fitness e alle vostre capacità di 60+!

Capitolo 5

Sicurezza e precauzioni

Sebbene lo yoga su sedia sia molto più sicuro dello yoga standard, è fondamentale sottolineare le precauzioni che proteggono la vostra salute, poiché alcune condizioni richiedono la modifica delle pose. Ascoltate sempre attentamente il vostro corpo, muovendovi lentamente ed evitando tutto ciò che provoca dolore acuto. Prima di iniziare a praticare lo yoga da seduti, consultate il vostro medico se avete delle condizioni mediche particolari.

Condizioni controindicate e pose che richiedono una regolazione

Ipertensione non controllata: Evitate le posizioni di inversione prolungata senza l'autorizzazione del medico, perché aumentano immediatamente la pressione sanguigna.

Le inversioni sostenute, come le gambe al muro, sono probabilmente sicure a seconda dei farmaci e della stabilità della pressione sanguigna.

Aneurismi o interventi chirurgici recenti: Non fate torsioni della colonna vertebrale, piegamenti all'indietro o piegamenti in avanti che mettono temporaneamente sotto pressione l'addome. Probabilmente va bene uno yoga delicato senza sforzi. Discutere i dettagli con il chirurgo.

Osteoporosi grave e fratture vertebrali: Usare un supporto articolare supplementare ed evitare flessioni prolungate o torsioni di carico attraverso la colonna vertebrale. Consultare il medico per conoscere il range di movimento sicuro della colonna vertebrale in base al punteggio della densità ossea e al rischio di fratture.

Neuropatia da diabete avanzato: Ridurre al minimo gli equilibri in piedi, controllando i movimenti dei polsi e delle caviglie per evitare che i piedi rotolino inaspettatamente.

Imbottite bene le aree ossee ed enfatizzate le posizioni che favoriscono la circolazione.

Protesi totale dell'anca: Evitare lo yoga per 6-8 settimane dopo l'intervento, per consentire la completa guarigione dei siti di impianto. In seguito, eseguire solo allungamenti delicati, per poi passare a sforzi più intensi in modo molto graduale. Evitare gli angoli di impingement come la posizione del piccione.

Ernia del disco: Eliminare la flessione sostenuta, come l'arrotondamento della colonna vertebrale, che può comprimere i dischi peggiorando le ernie. Eseguire movimenti della colonna vertebrale a raggio limitato, rispettando i segnali del dolore, per evitare una riacutizzazione.

Ferite in via di guarigione: I tessuti recentemente stirati o strappati hanno bisogno di un riposo significativo. Concentrate le pratiche al di sopra del punto di irritazione, lasciando il tempo di riparare completamente prima di aggiungere resistenza.

Insufficienza cardiaca avanzata: Stare in piedi o muoversi delicatamente solo per 1-3 minuti alla volta, con molte pause che consentano alla FC di abbassarsi tra le sequenze attive. Sostenere prevalentemente pratiche di respirazione, meditazione e rilassamento.

La chiave è la regolazione delle posture e del flusso della pratica per la sicurezza, in base alle condizioni di salute attuali. Esistono quasi sempre delle alternative alle posture, per cui è possibile praticare lo yoga da seduti evitando la totale immobilizzazione o l'allettamento. Migliorate la comunicazione con i medici che determinano le modifiche appropriate alla pratica in base alle vostre condizioni.

Strategie generali per la prevenzione di lesioni e stiramenti

Lo yoga su sedia è progettato per la sicurezza, ma praticarlo con attenzione e riscaldarsi adeguatamente riduce ulteriormente il rischio di lesioni. Ecco i modi migliori per evitare dolori e complicazioni permettendo una pratica sana a lungo termine:

- Riscaldare attivamente le articolazioni prima dello stretching passivo per aumentare la temperatura dei tessuti e lubrificare le aree soggette a rigidità. I rotolamenti delle spalle, i cerchi sul collo e le pompate alle caviglie fanno scorrere il liquido sinoviale.

- Enfatizza la forza del core fornendo un supporto essenziale alla colonna vertebrale lombare. Attiva gli addominali inferiori portando l'ombelico verso la colonna vertebrale in tutti i movimenti, riducendo al minimo il rischio di sforzi.

- Aumentare la resistenza e l'ampiezza dei movimenti con cautela nell'arco di più settimane, per consentire ai tessuti di adattarsi positivamente senza strappi. Iniziare con un'intensità del 30-50%.

- Respirare completamente durante lo sforzo, riducendo al minimo la manovra di Valsalva che interferisce con il controllo della pressione sanguigna. Questo riduce il rischio di ictus/aneurisma.

- Imbottite le aree ossee come l'osso sacro, i fianchi e le ginocchia su sedie rigide, evitando di intorpidire o ammaccare i tessuti per lunghi periodi.

- Mantenere l'allineamento ottimale della colonna vertebrale muovendosi attraverso un'ampiezza di movimento confortevole, evitando di arrotondare le spalle/la parte centrale della schiena, che può schiacciare i nervi.

- Evitate di forzare l'ampiezza di movimento dell'articolazione oltre un tratto confortevole, che potrebbe lacerare tendini o legamenti instabili.

- Praticare pose di equilibrio vicino a una parete o a una sedia per ridurre la reazione di paura che scatena movimenti rapidi e incontrollati in caso di instabilità. Abbassare il centro di gravità abbracciando le modifiche prima di rovesciarsi.

Ascoltate i segnali di allarme ed evitate le attività che causano forte disagio, gonfiore o instabilità articolare. Consultate un fisioterapista per diagnosticare le aree irritabili e personalizzare le modifiche che consentono di partecipare comodamente allo yoga su sedia. Con le opportune modifiche personali, lo yoga su sedia è adatto a quasi tutte le età e condizioni, offrendo benefici profondamente multidimensionali!

Conclusione

Spero che questa guida allo yoga su sedia abbia illuminato quanto questa pratica adattata possa essere profondamente trasformativa per gli anziani sopra i 60 anni. La moltitudine di benefici fisici, mentali ed emotivi che lo yoga da sedia offre lo rende impareggiabile per migliorare il benessere degli anziani. Se eseguito in sicurezza, lo yoga su sedia ripristina in modo unico le capacità compromesse dall'invecchiamento e dalle condizioni mediche. Questa pratica permette di connettersi nuovamente alla saggezza più profonda del corpo.

Lo yoga su sedia ci restituisce un movimento flessibile e privo di dolore, permettendo agli anziani di partecipare nuovamente agli hobby e alle attività sociali più amati. Solleva il velo che offusca la chiarezza mentale e la stabilità emotiva già dalla prima sessione. Lo yoga su sedia fornisce un percorso per rimanere fiduciosamente indipendenti, preservando il vostro massimo funzionamento e la vostra gioia. Adattando le posizioni alle vostre esigenze specifiche, è possibile raggiungere questi risultati di benessere a qualsiasi età o livello di abilità.

Spero che le sequenze esemplificative, i consigli sullo stile di vita e le indicazioni sulla sicurezza vi consentano di iniziare a esplorare lo yoga da seduti nella comodità di casa vostra. Ricordate di sintonizzarvi sui feedback sottili, apprezzando tutto ciò che il vostro corpo può fare rispetto alle limitazioni. Avvicinarsi al tappetino con pazienza compassionevole e accettazione è fondamentale per progredire in sicurezza. Abbiate fiducia nel fatto che dedicare solo pochi minuti al giorno allo yoga da seduti si trasformerà nel corso dei mesi in una maggiore vitalità che potrete percepire.

Ora espirate ogni dubbio sulle possibilità dello yoga su sedia e su tutto ciò che vi riserva la terza età. Mi inchino allo spirito splendente che è in voi e che lo yoga risveglia. Che la vostra luce crescente possa continuare a benedire questo mondo per gli anni a venire!

www.ingramcontent.com/pod-product-compliance
Lightning Source LLC
Chambersburg PA
CBHW051832250726
48659CB00005B/1800